Cristina Sobreira

O MUNDINHO DE LILI

Reflexões sobre gratidão

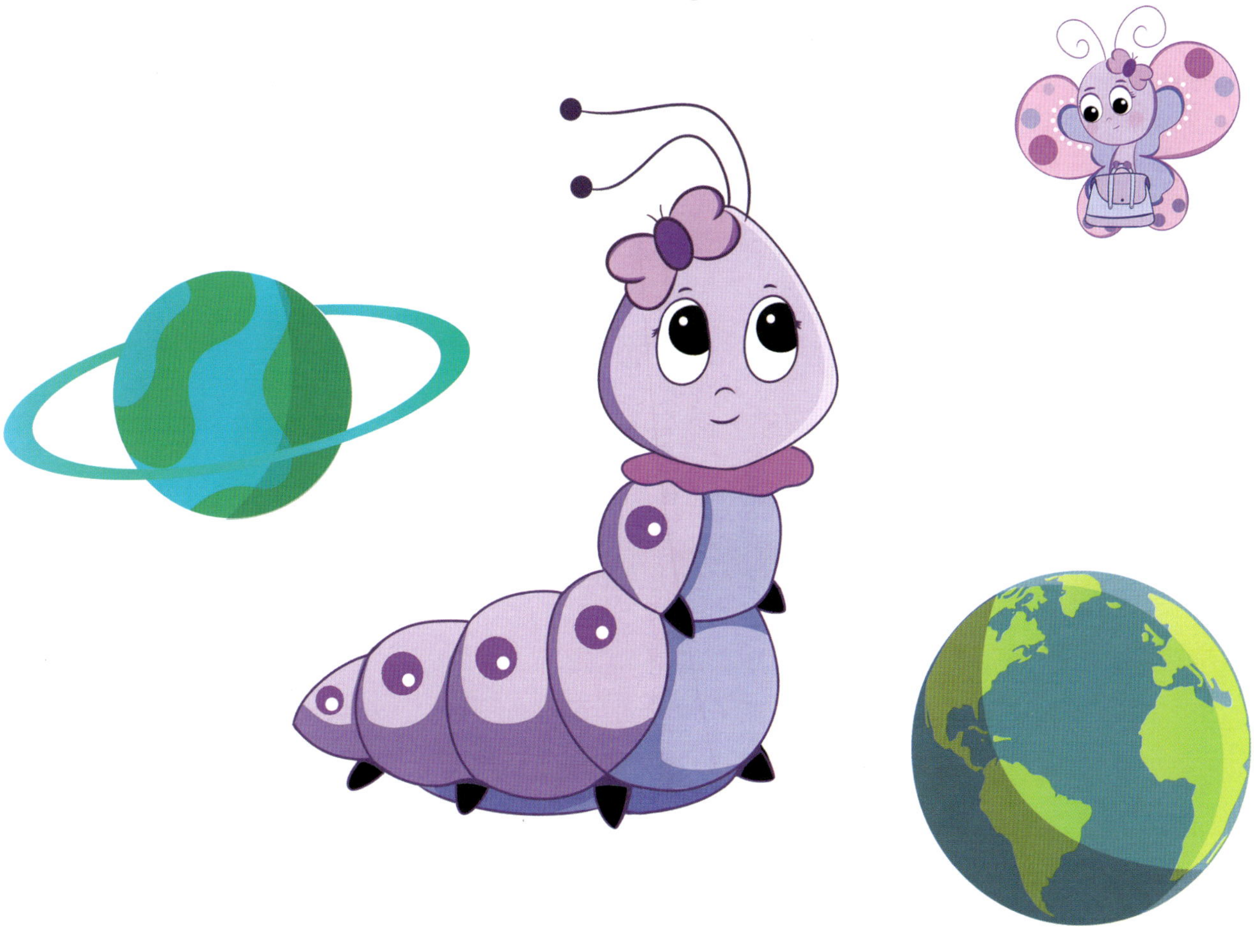

Artesã

O Mundinho de Lili: Reflexões sobre gratidão

DIRETOR
Alcebino Santana

REVISÃO
Maria Luiza M. Barros Lisboa
Silvia Barbosa

COORDENAÇÃO EDITORIAL
Michelle Guimarães El Aouar

CAPA
Michelle Guimarães El Aouar

ILUSTRAÇÕES
Bruno Gun Castro

DIAGRAMAÇÃO
André Santos

S677 Sobreira, Cristina.
O mundinho de Lili : reflexões sobre gratidão / Cristina Sobreira ; [ilustração : Bruno Castro]. – Belo Horizonte : Artesã, 2023.
32 p. : il. ; 22 cm.
ISBN: 978-85-7074-075-5

1. Psicologia. 2. Literatura infanto-juvenil. 3. Emoções. 4. Gratidão. I. Castro, Bruno.

CDU 159.974

Catalogação: Aline M. Sima CRB-6/2645

IMPRESSO NO BRASIL
Printed in Brazil

(31) 2511-2040 (31) 99403-2227
www.artesaeditora.com.br
Av. Rio Pomba 455, Carlos Prates- Cep: 30720-290 | Belo Horizonte - MG
/ artesaeditora

APRESENTAÇÃO

Com uma linguagem lúdica, poética e afetiva, a autora nos apresenta nesse livro as consequências do cultivo desse nobre sentimento que é a gratidão.

Cristina traz luz de como os sentimentos de gratidão podem desencadear mudanças benéficas na personalidade das pessoas. A autora aponta de uma forma muito espontânea que ao pensarmos em gratidão, estimulamos o sistema de recompensa do cérebro, que está localizado em uma área chamada Núcleo Accumbens.

Esse sistema é responsável pelas sensações de bem-estar e prazer do nosso corpo. Praticar a gratidão reduz o medo, a angústia e a raiva, enquanto aumenta as emoções agradáveis, o vigor e a satisfação. Quando o cérebro reconhece que algo bom aconteceu, que há coisas em nossas vidas que merecem reconhecimento e gratidão, libera-se dopamina, um importante neurotransmissor (hormônio) que melhora a sensação de prazer.

Sou grata pela oportunidade extraordinária de fazer a apresentação desse livro.

Marcia Yunes: psicóloga clínica, neuropsicóloga e coordenadora clínica do IBNeuro (Instituto Brasileiro de Neuropsicologia e Ciências Cognitivas).

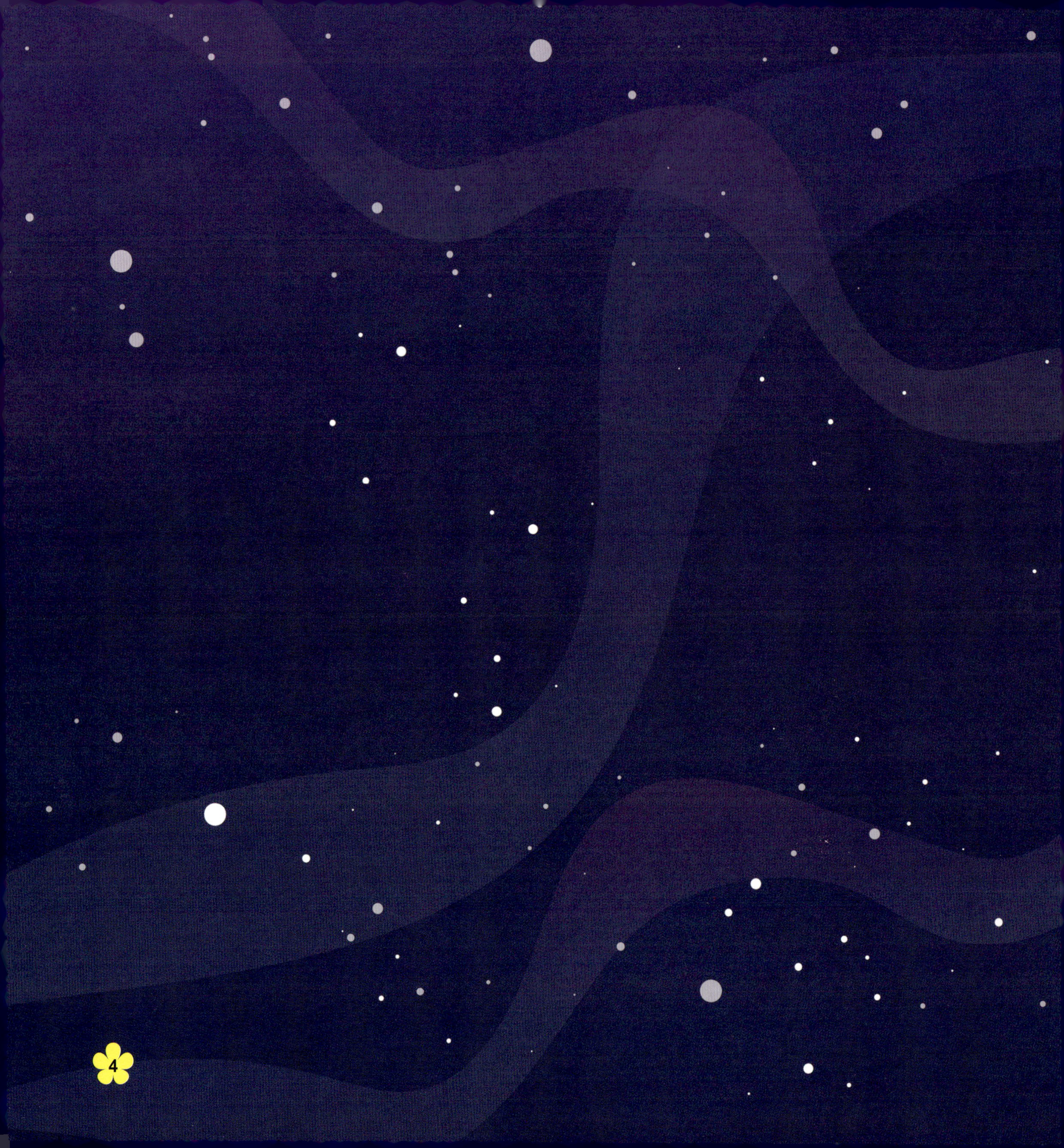

Num mundinho bem pertinho daqui, morava uma lagartinha chamada Lili

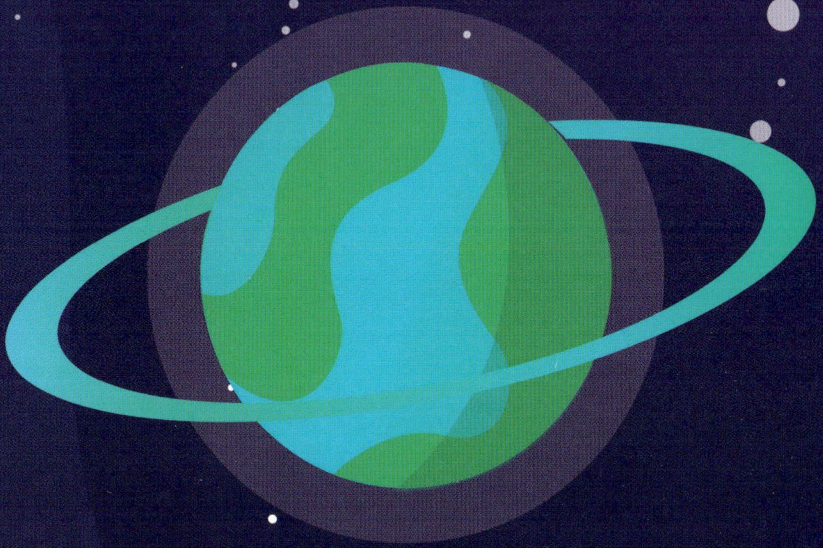

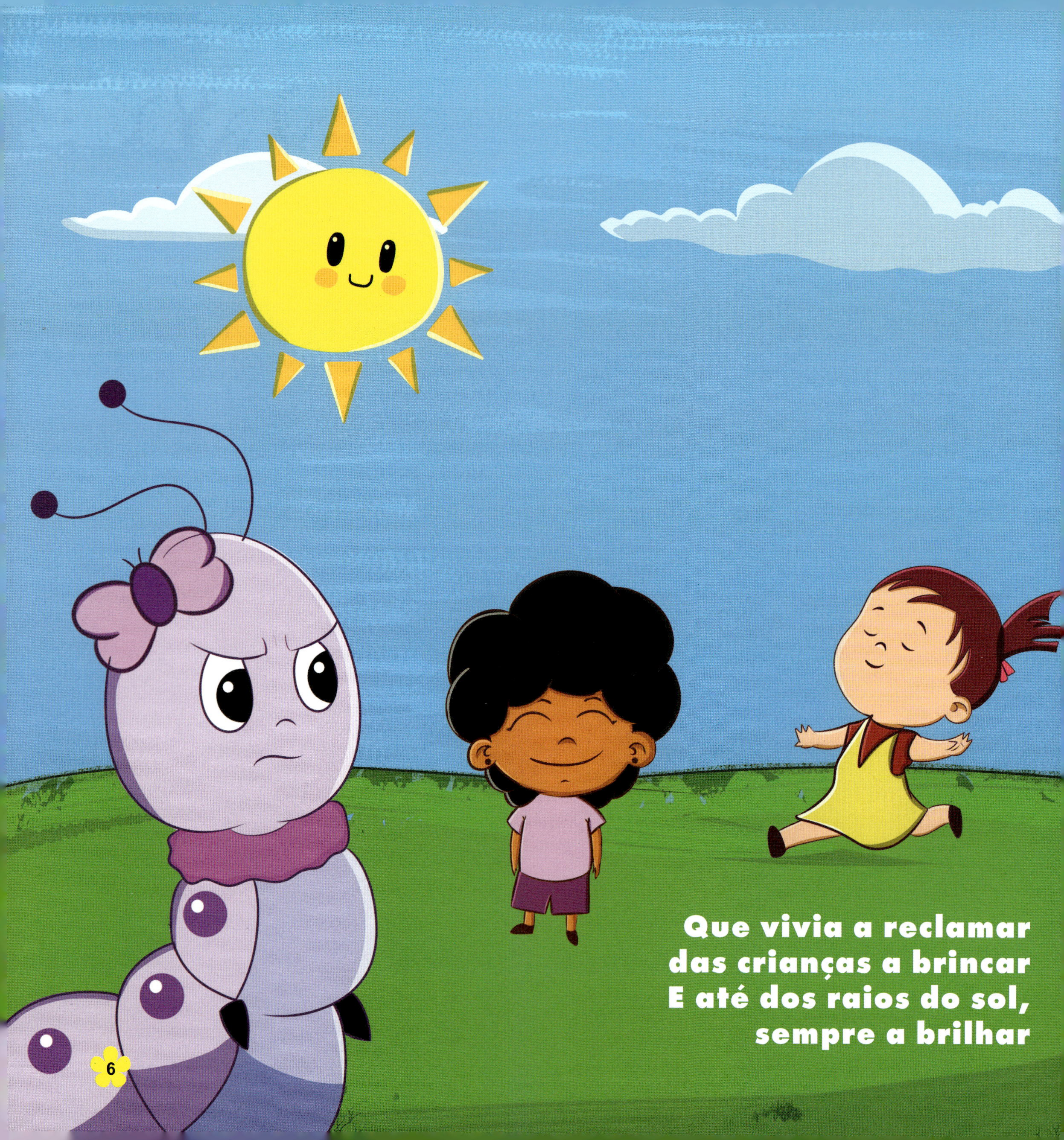

Que vivia a reclamar
das crianças a brincar
E até dos raios do sol,
sempre a brilhar

A lagartinha não sabia agradecer
Tudo de bom que a vida
tem para oferecer

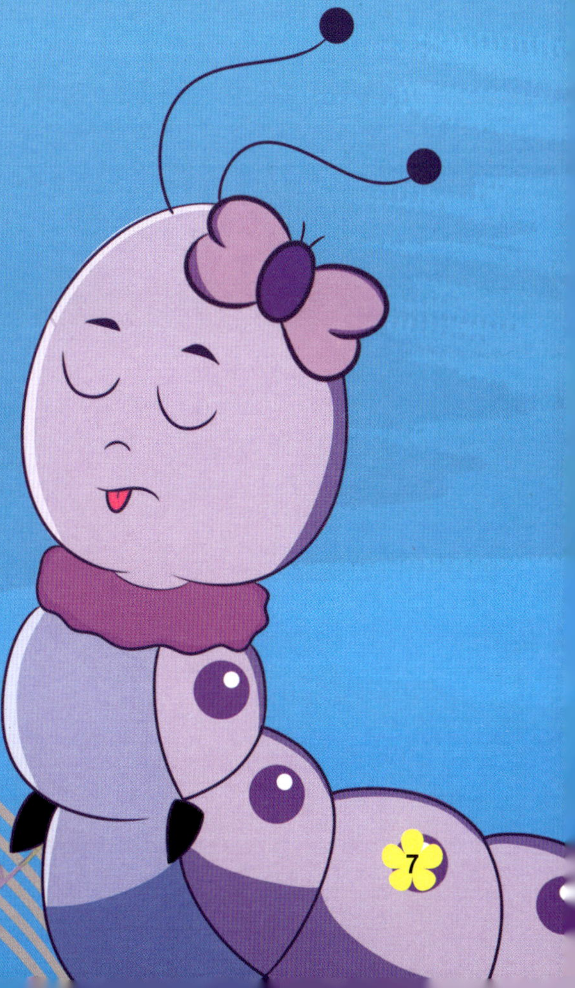

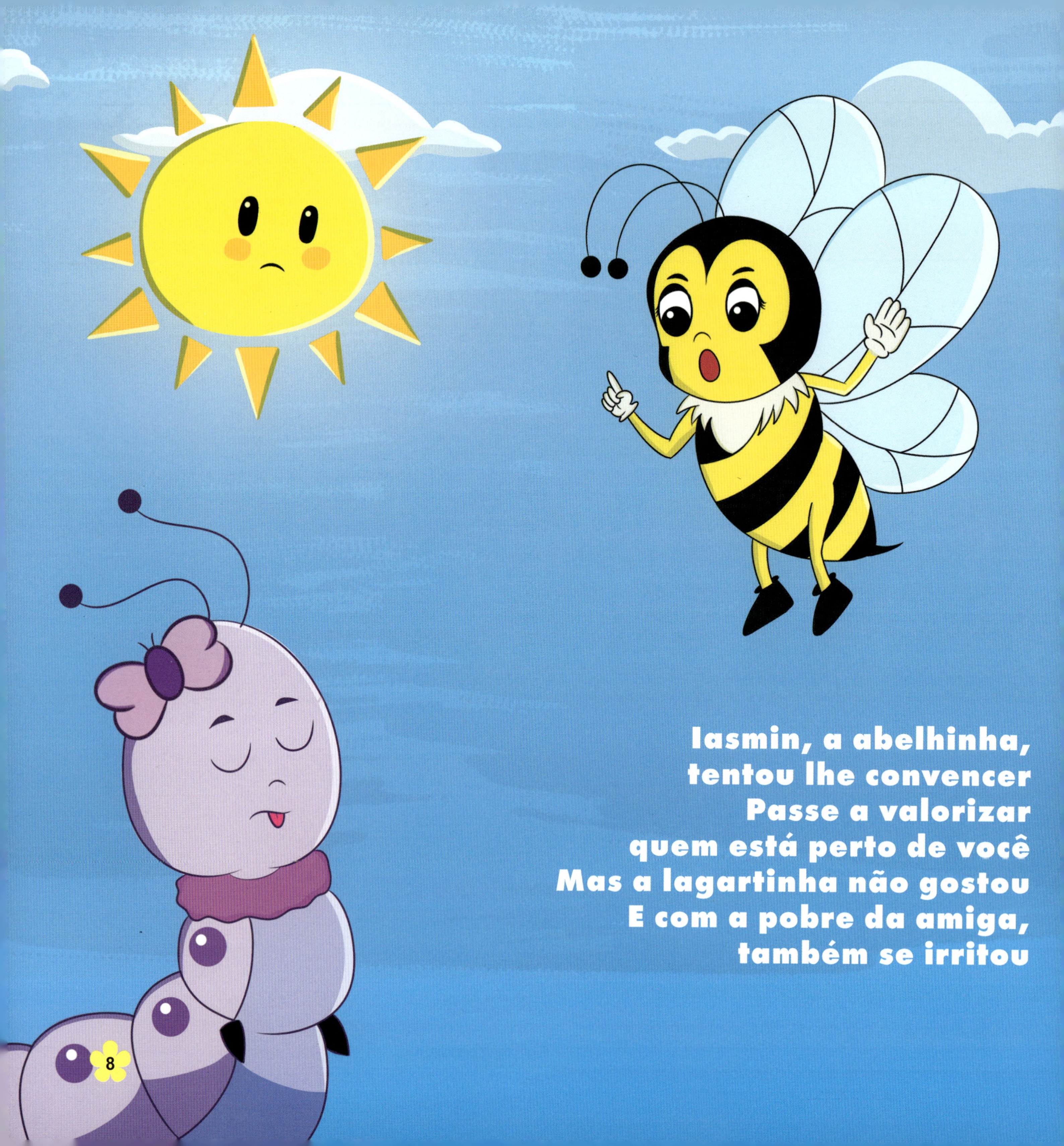

Iasmin, a abelhinha,
tentou lhe convencer
Passe a valorizar
quem está perto de você
Mas a lagartinha não gostou
E com a pobre da amiga,
também se irritou

No seu cantinho, a Lagartinha foi ficar
Pois só queria dos amigos se isolar

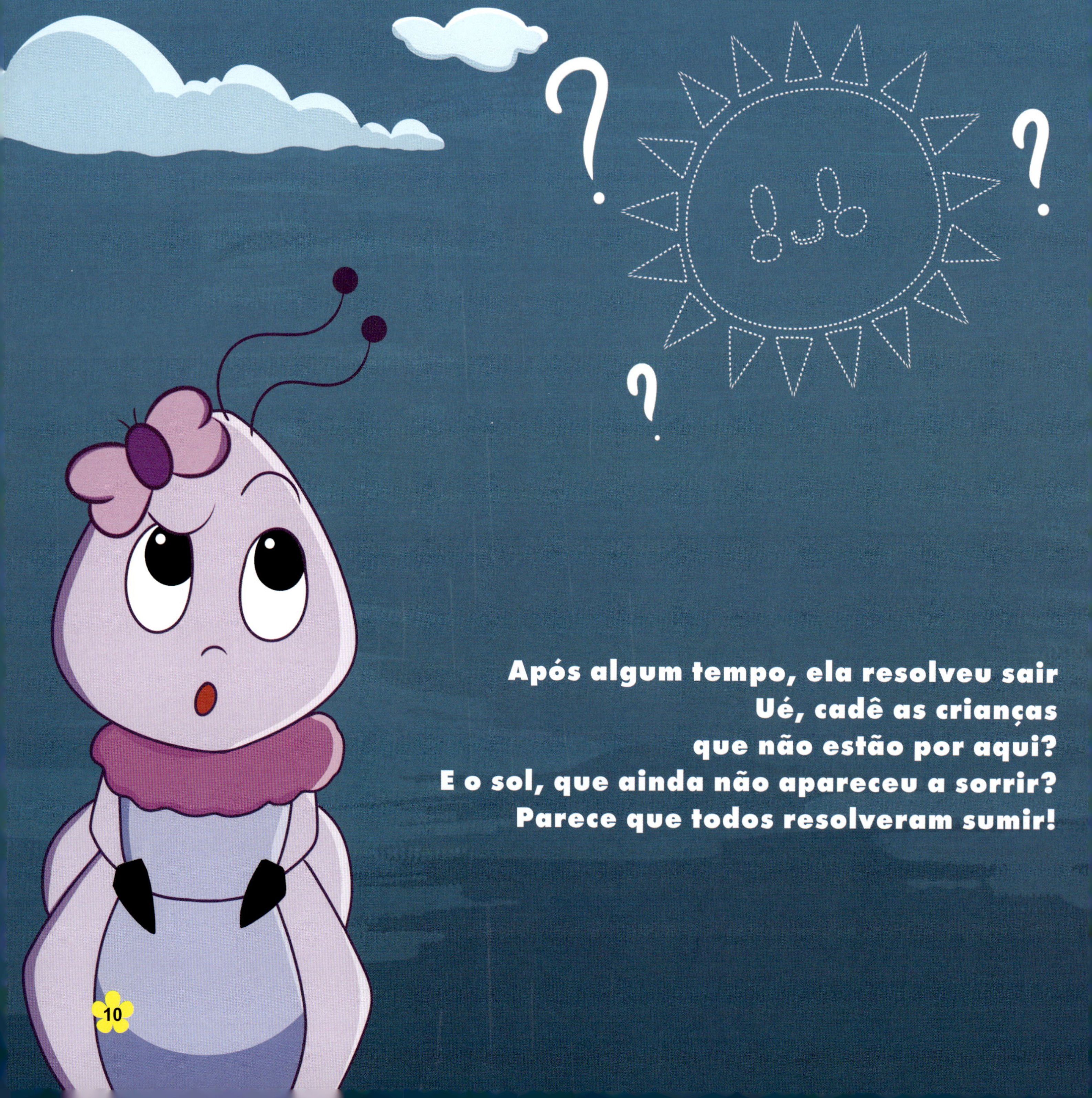

Após algum tempo, ela resolveu sair
Ué, cadê as crianças
que não estão por aqui?
E o sol, que ainda não apareceu a sorrir?
Parece que todos resolveram sumir!

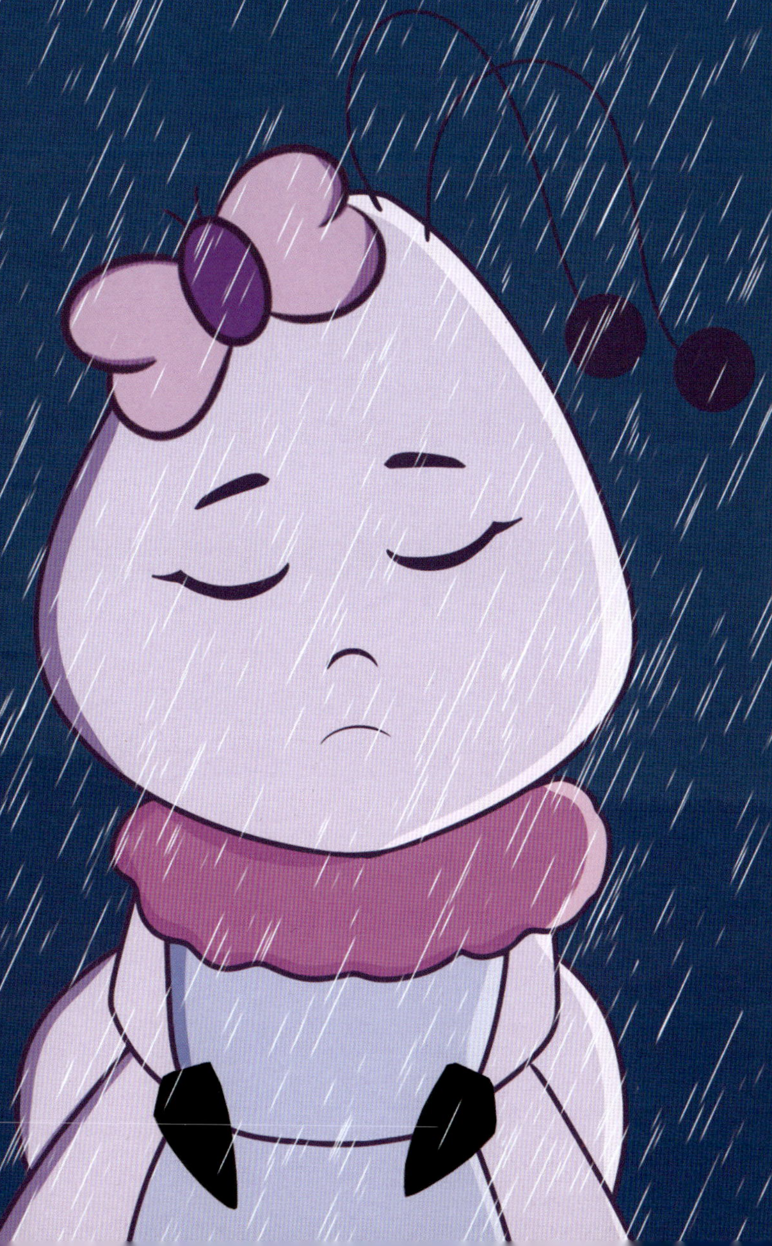

Hum, parece que Lili estava começando a sentir saudade...

Então foi procurar
a abelhinha Iasmin
- Talvez ela tenha uma
resposta para mim
A abelhinha abriu a janela
e deu sua explicação
Com muita consciência
e amor no coração

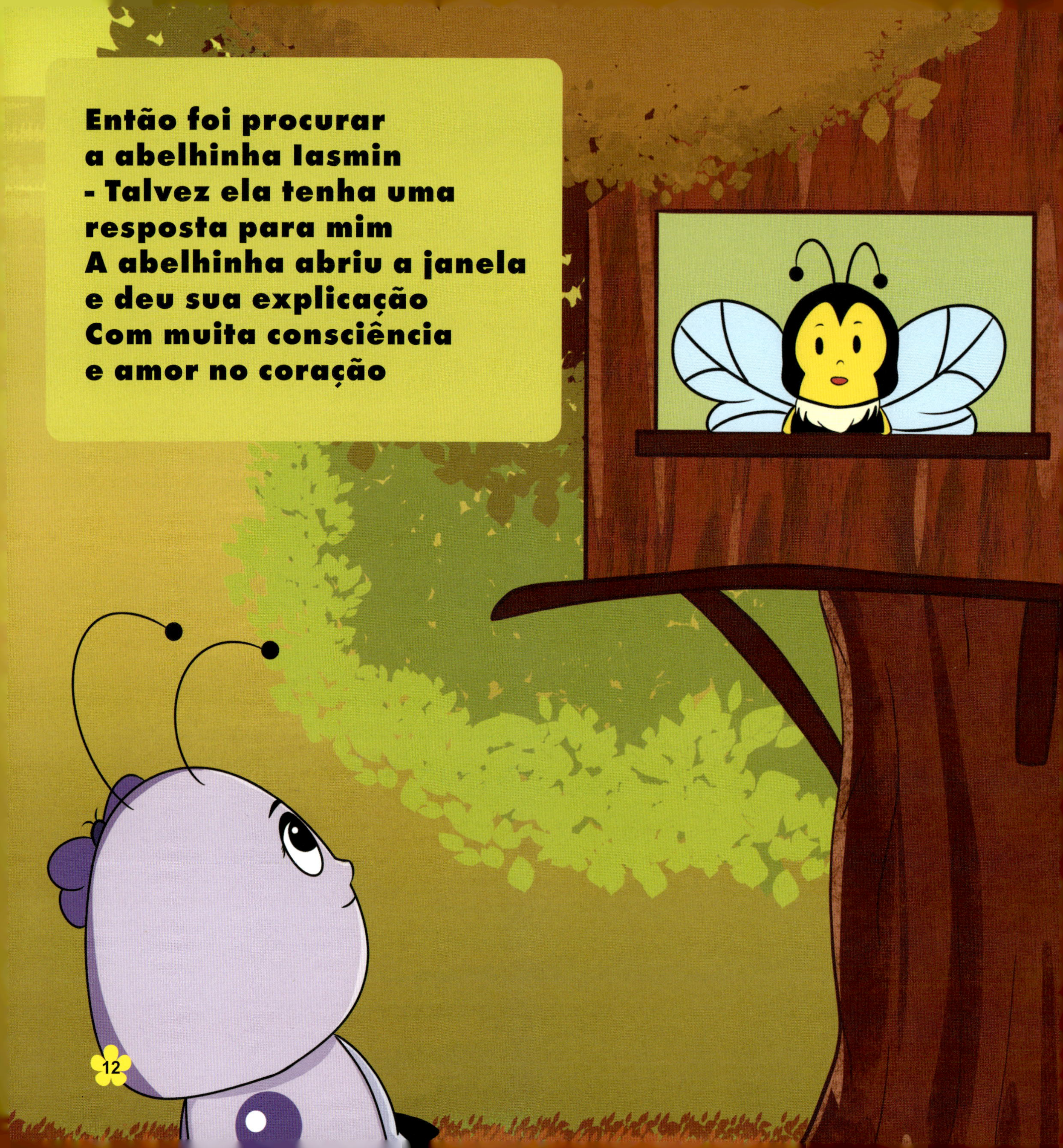

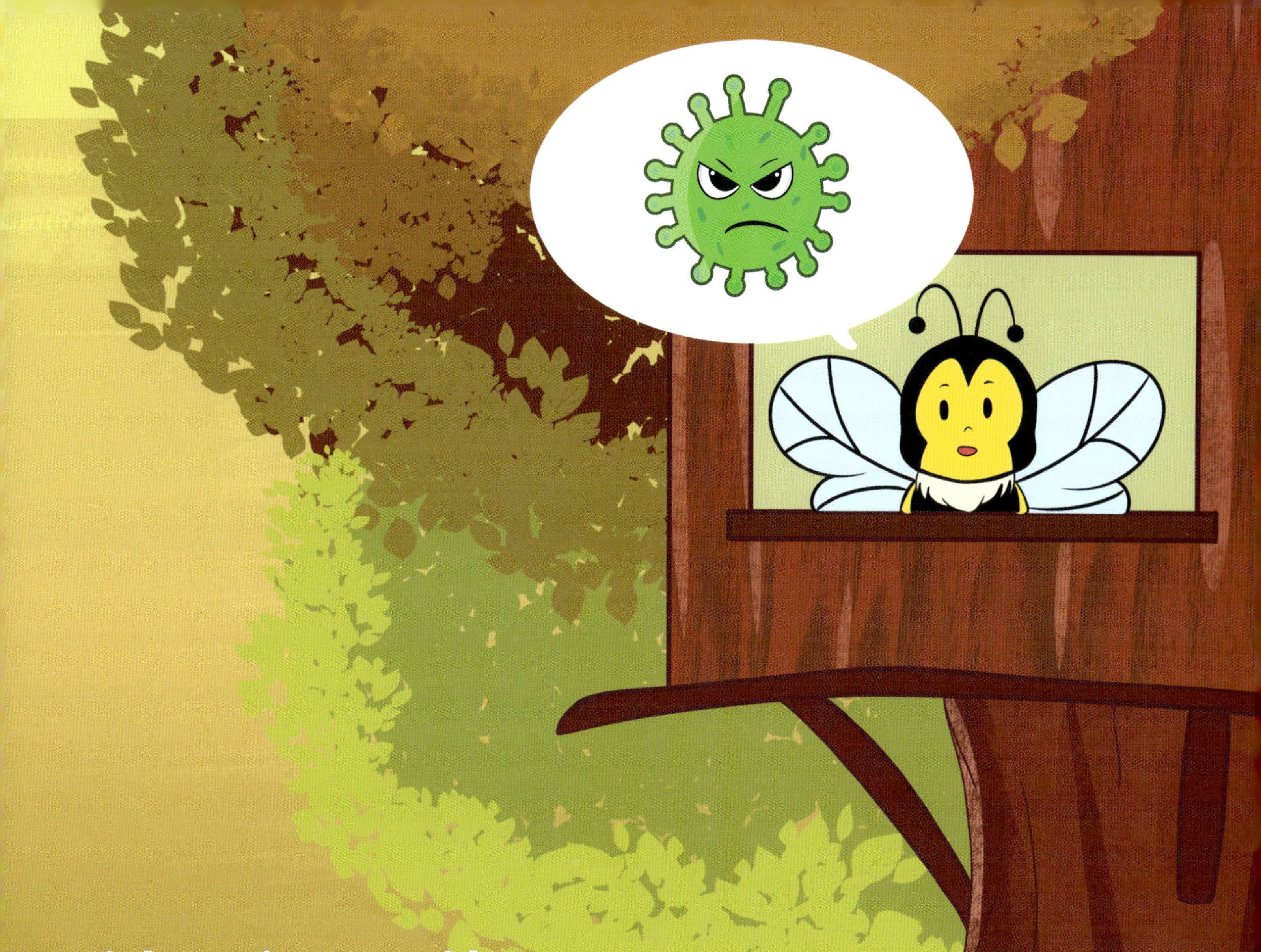

- Minha amiga, querida,
precisamos nos unir.
Tem um vírus malvado
rondando por aqui.
Logo, logo, o sol, as crianças,
todos voltarão. Mas, no momento,
estão cumprido uma missão

Precisaremos também de você
Vá para sua casa, para se proteger
Já temos Super-Heróis na linha de frente
Prontos para cuidarem da gente

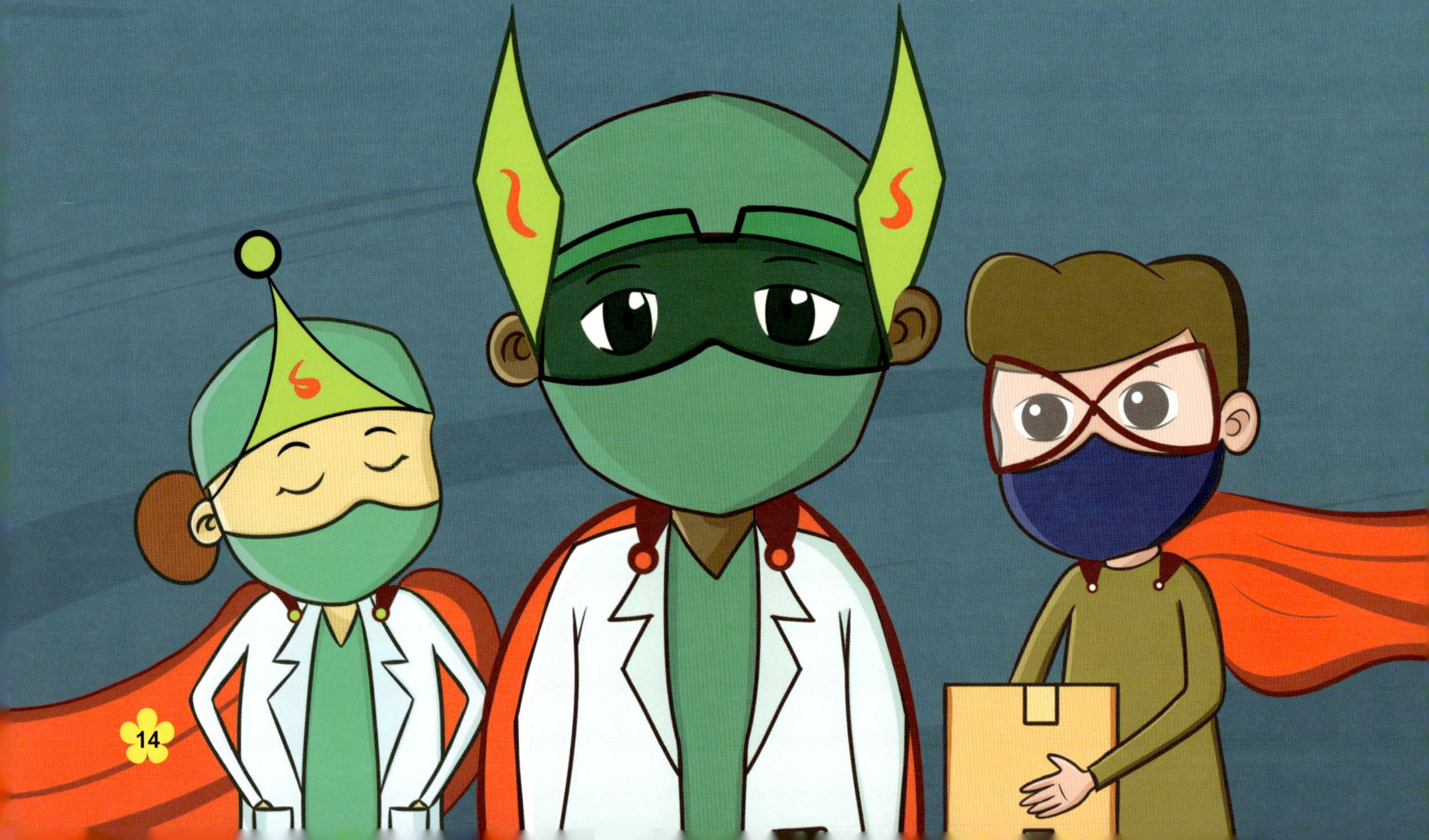

A lagartinha ouviu a amiga e assim fez
Voltou para casa outra vez.
E foi, novamente na solidão,
que refletiu sobre sua ingratidão

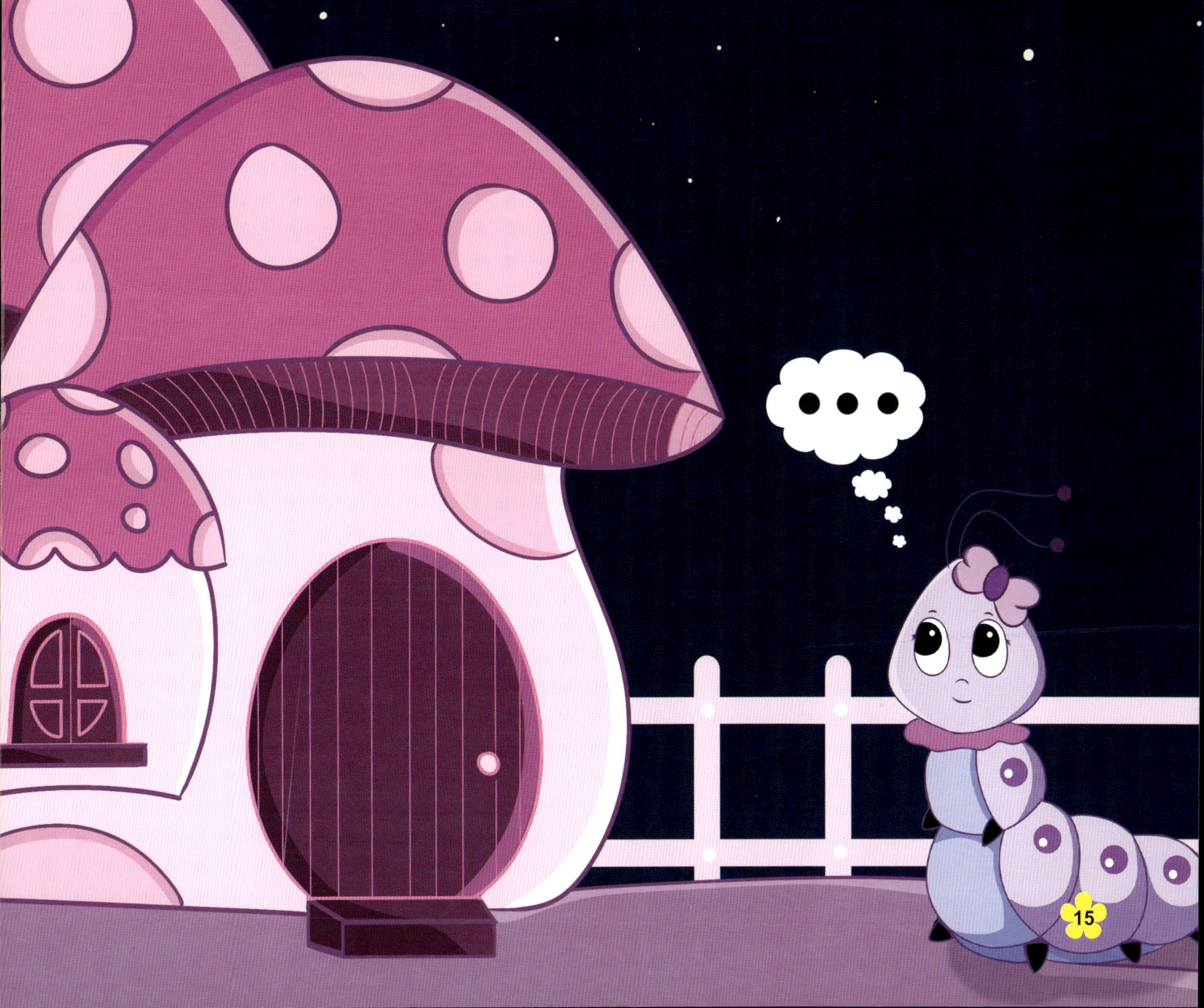

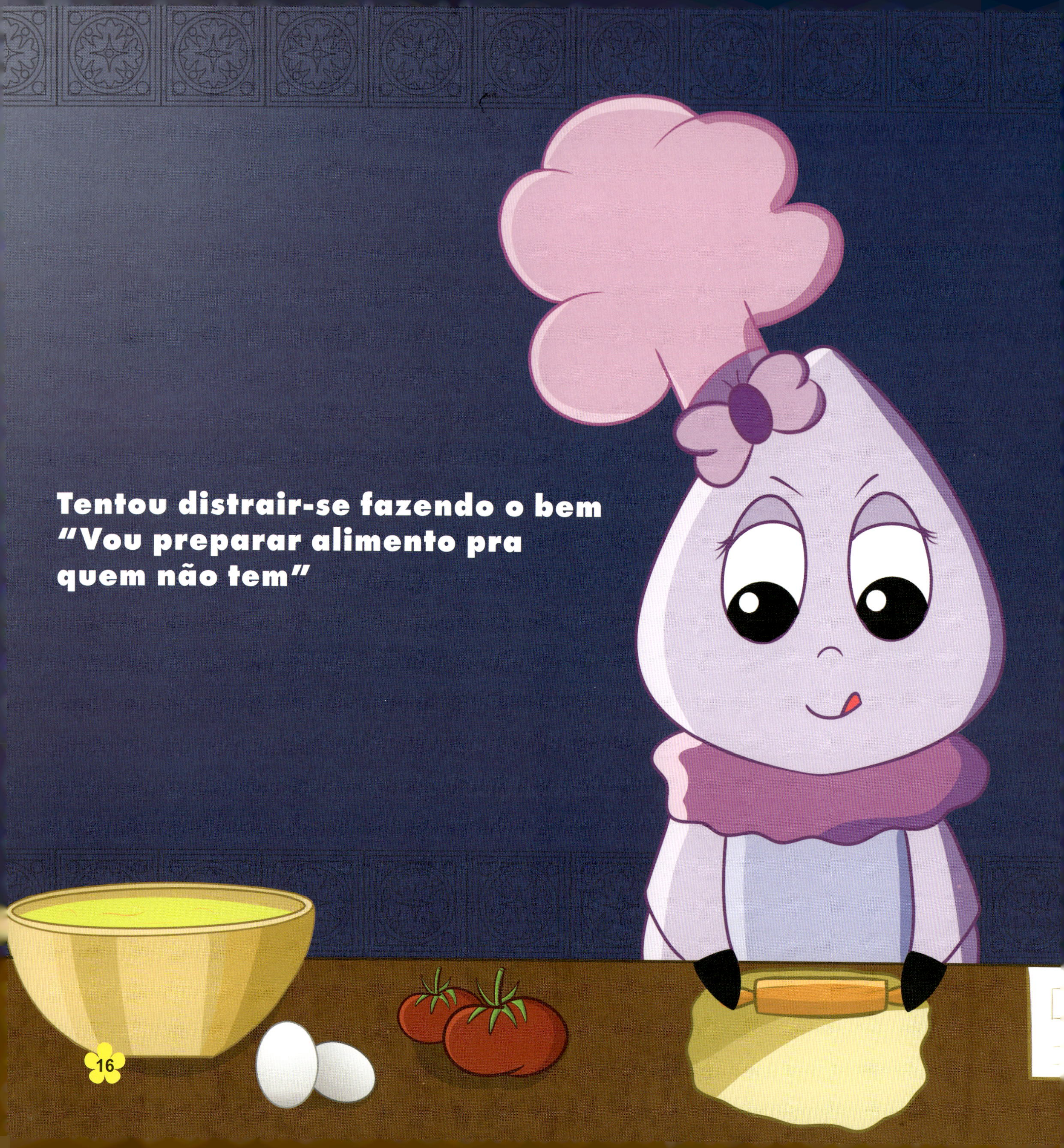

Tentou distrair-se fazendo o bem
"Vou preparar alimento pra
quem não tem"

Muitas máscaras costurou
E para uma instituição doou.
Lavava as mãos, passava álcool gel
Assim, cada um, fazia seu papel

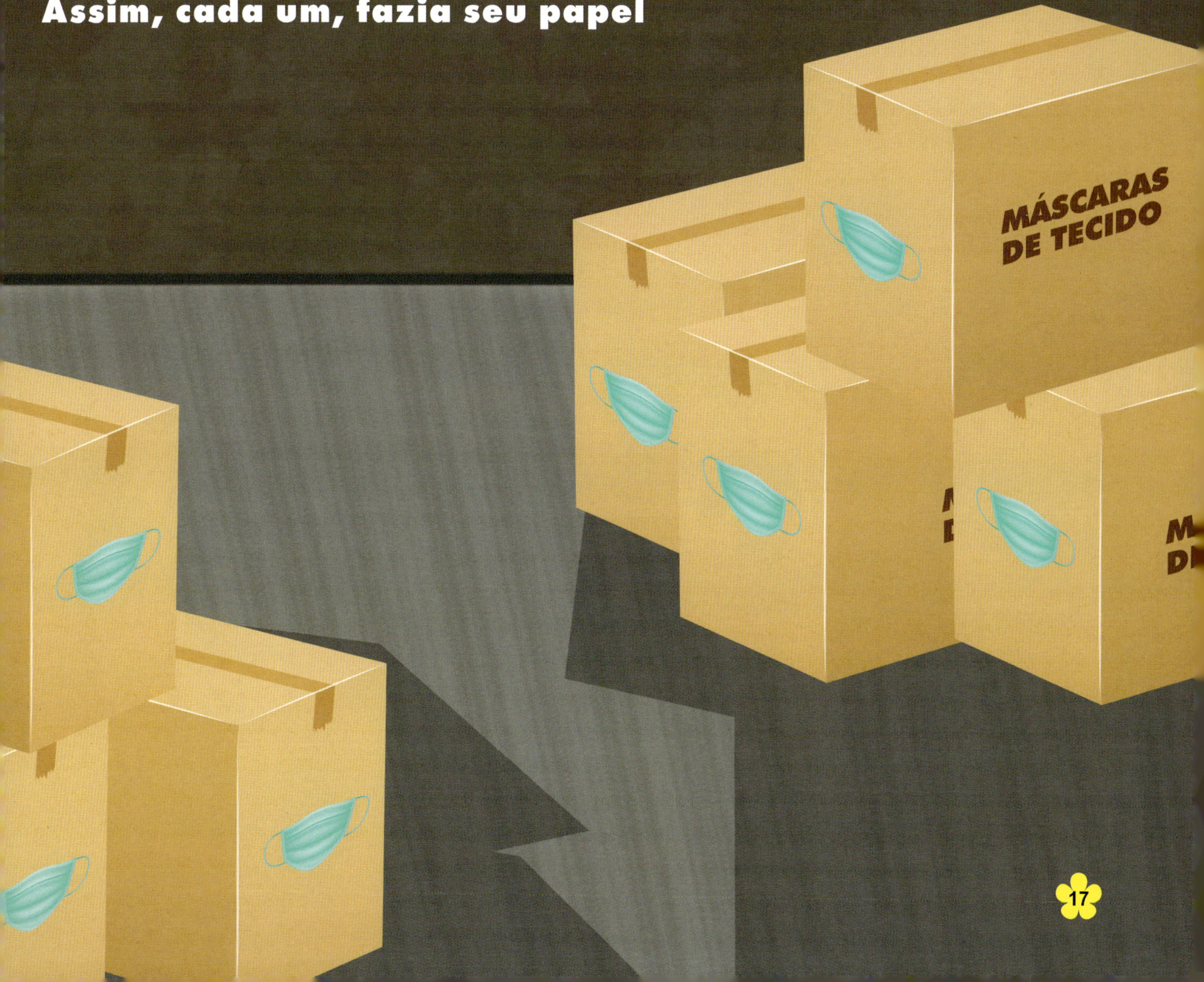

O tempo foi passando
Todos colaborando
E a lagartinha se transformando

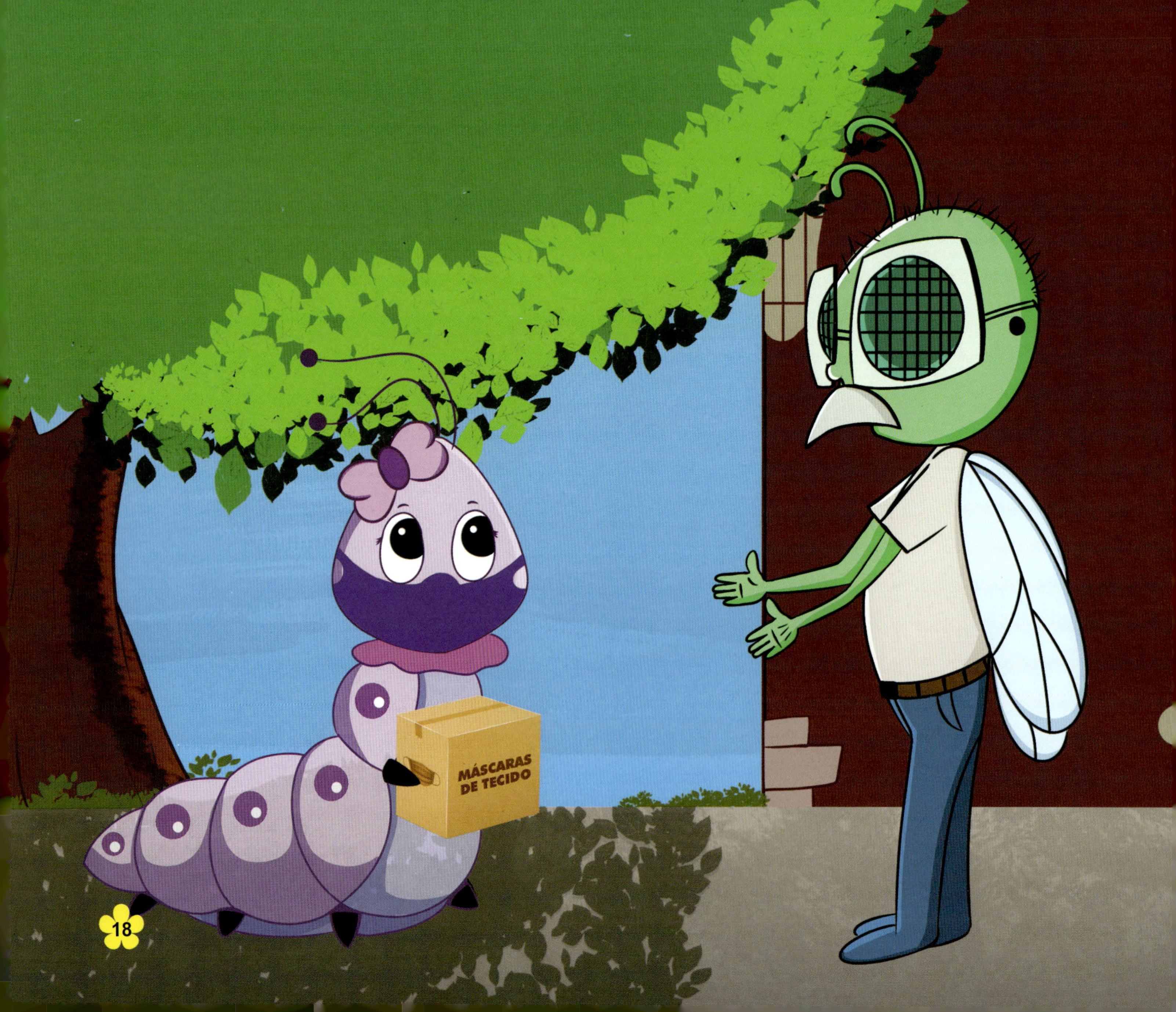

Isso mesmo:
"Foi nesse tempo de reflexão que
foi acontecendo a transformação"

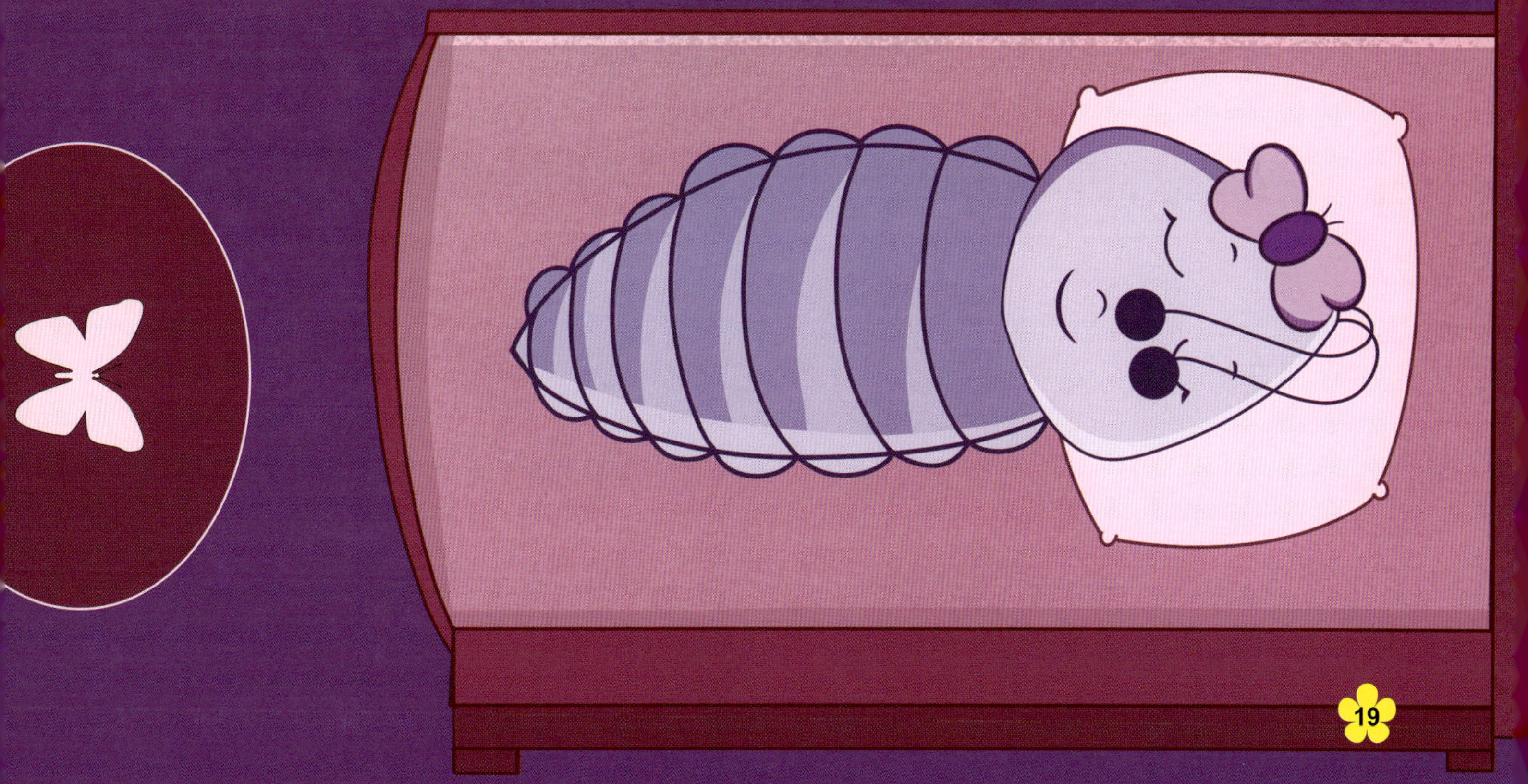

O coração de Lili parecia amolecer
Pois suas atitudes eram bonitas de se ver
E não é que de tanto amolecer e crescer
Seu coração começou a aparecer?

Espere um pouco, não era o coração
Eram suas asas batendo após a transformação

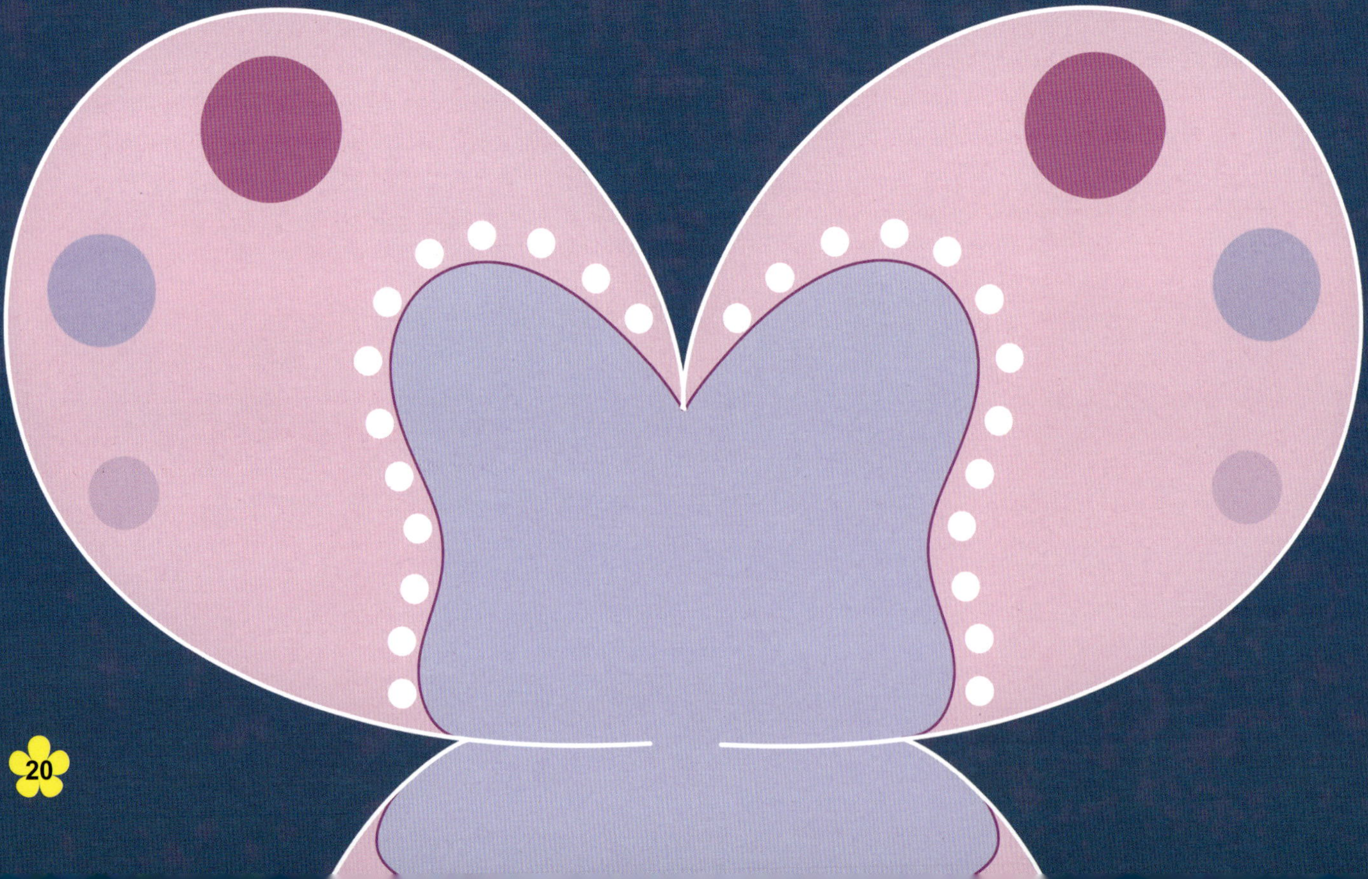

Ela transformou-se em uma linda borboleta
Mas sonhava em voar alto para outro planeta

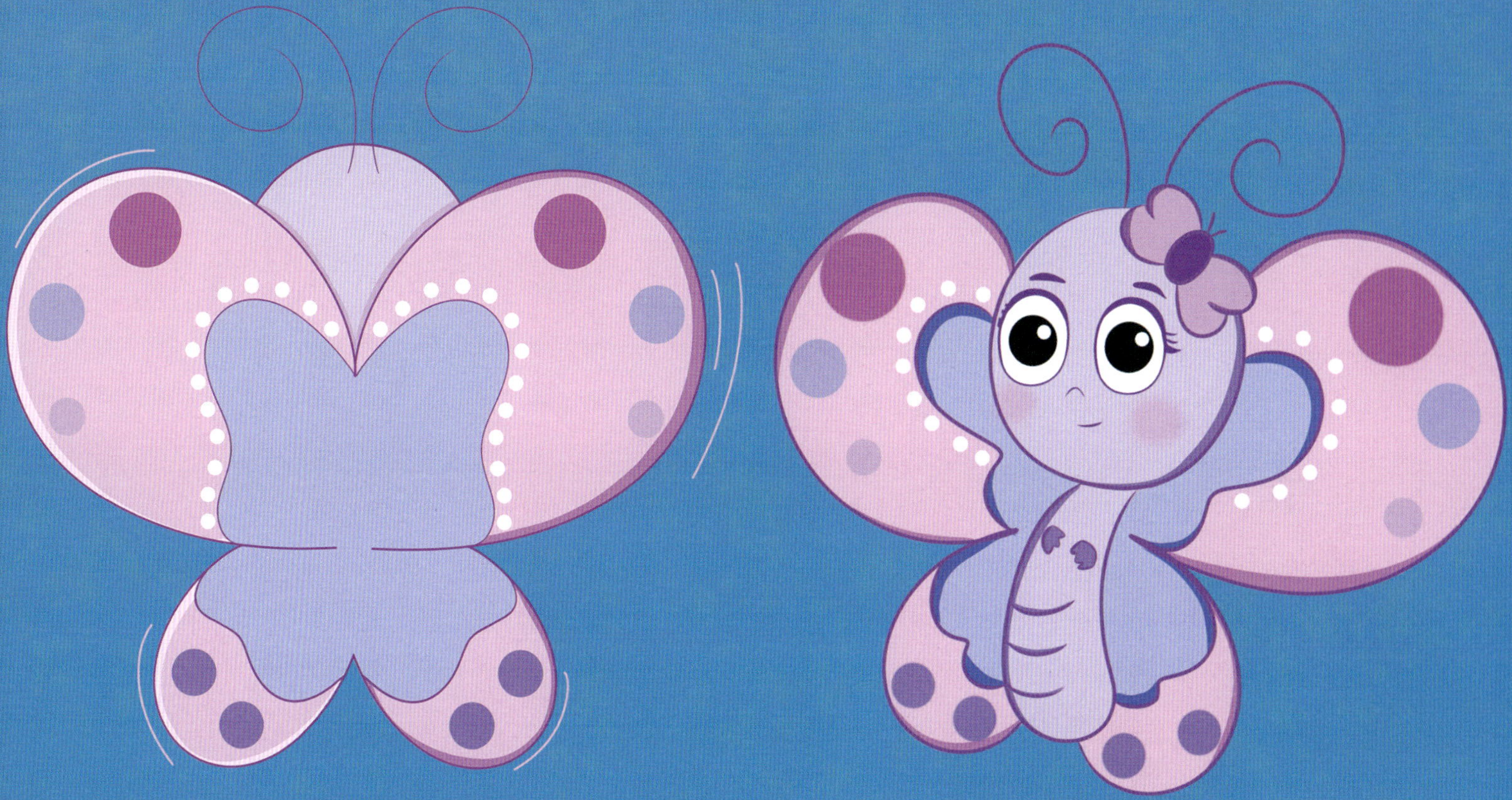

Após seus amigos voltarem
E todos estarem bem
Decidiu que a boa notícia
Espalharia também

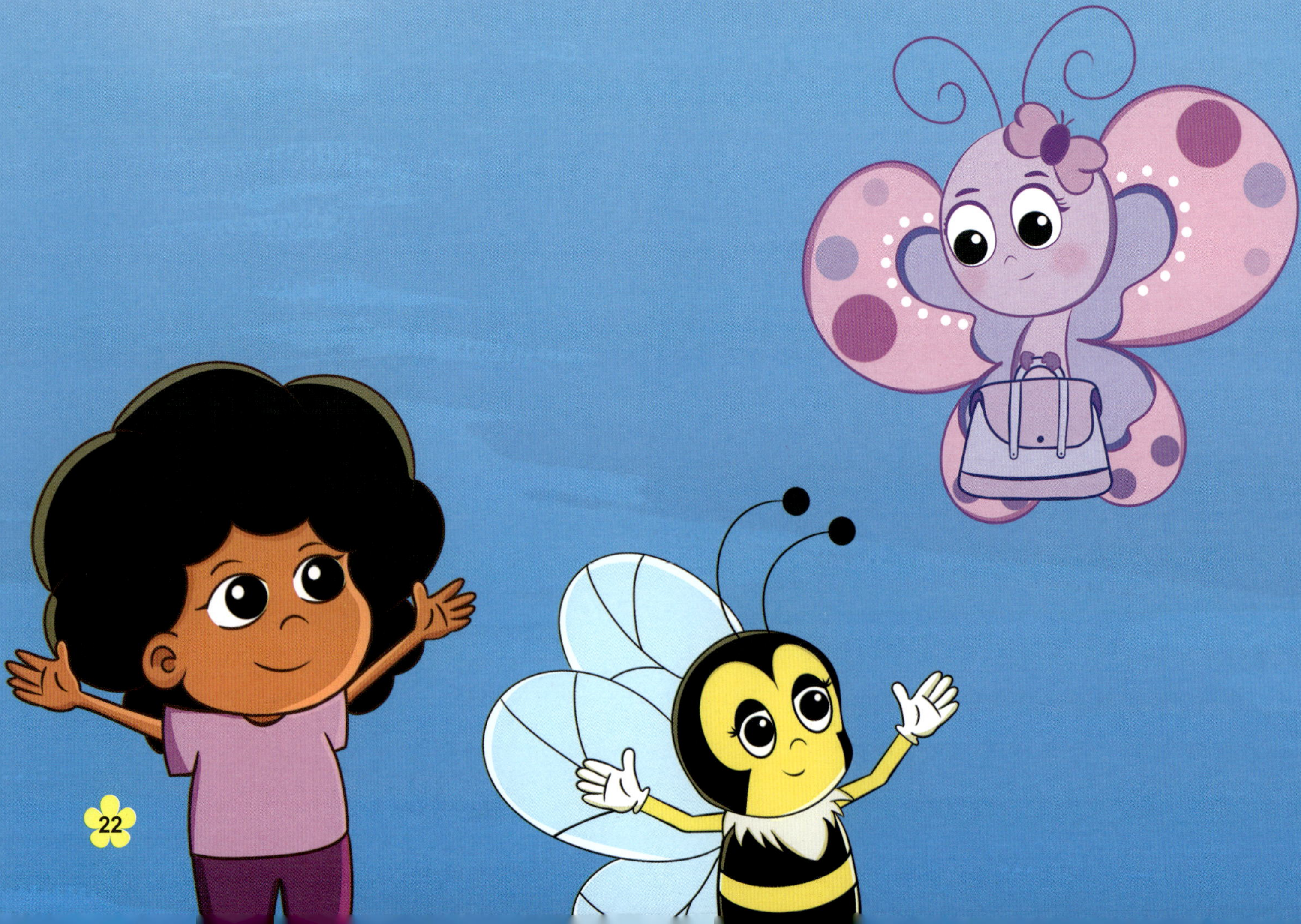

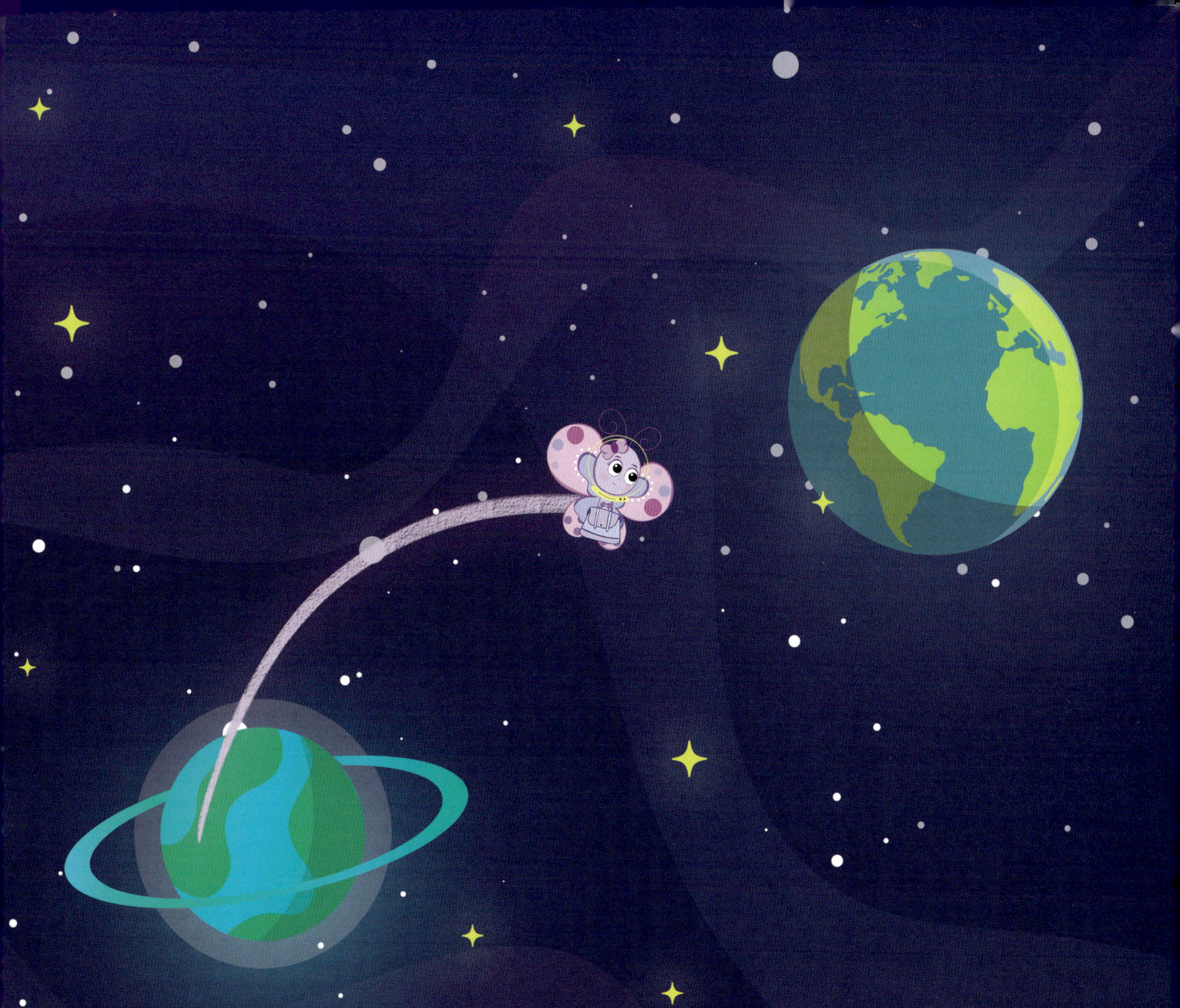

Pois o bem e boas notícias
Devemos sim, espalhar
E não é que foi aqui
O planeta que quis pousar

E assim, realizando seu belo sonho
Passou por aqui, por alí, por acolá
E quem conheceu Lili, passou a agradecer
Por tudo de bom que a vida tem para nos oferecer!

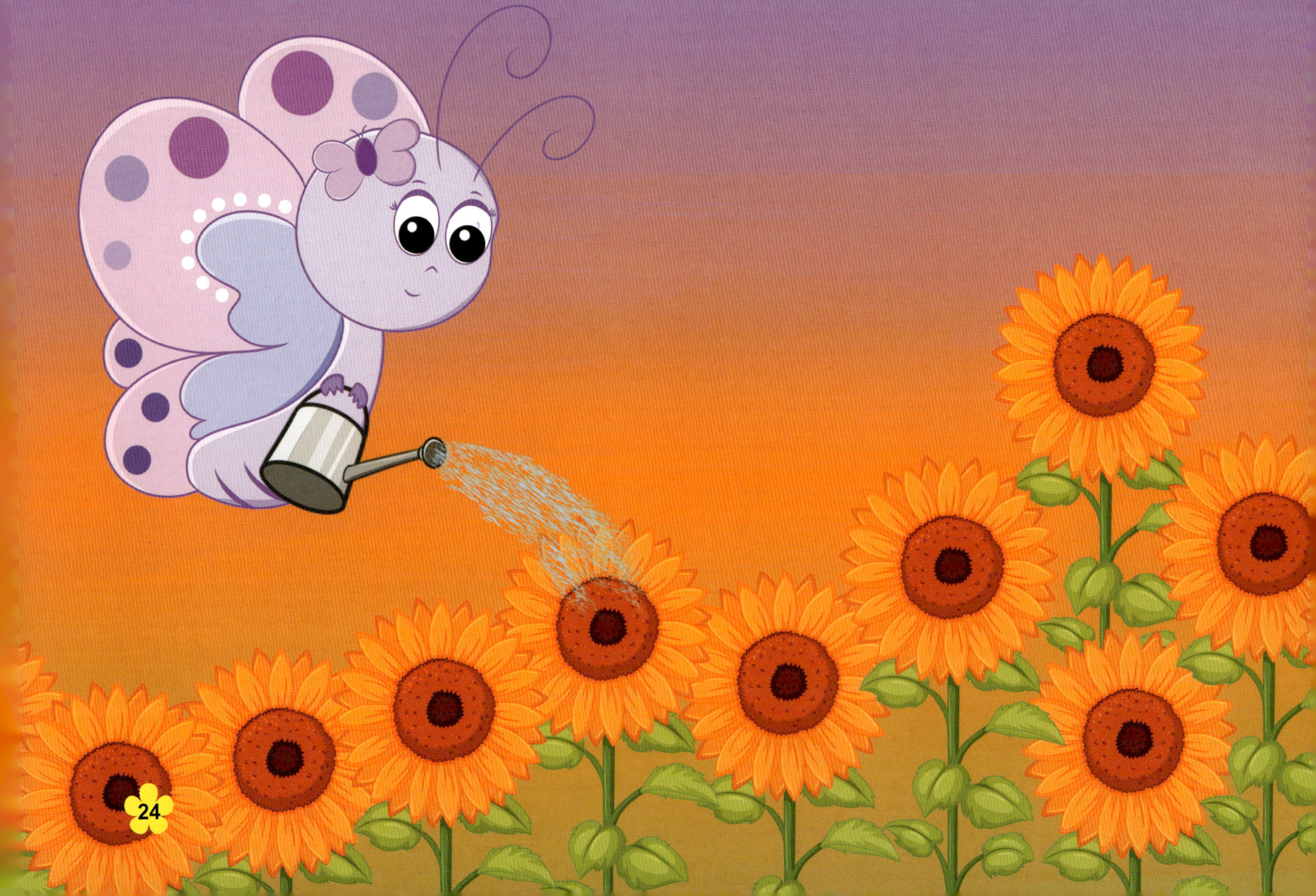

Após a lição, Lili parou de reclamar
E até hoje a vida, vive a louvar
Pois desenvolveu a gratidão
O que causou alívio ao seu coração

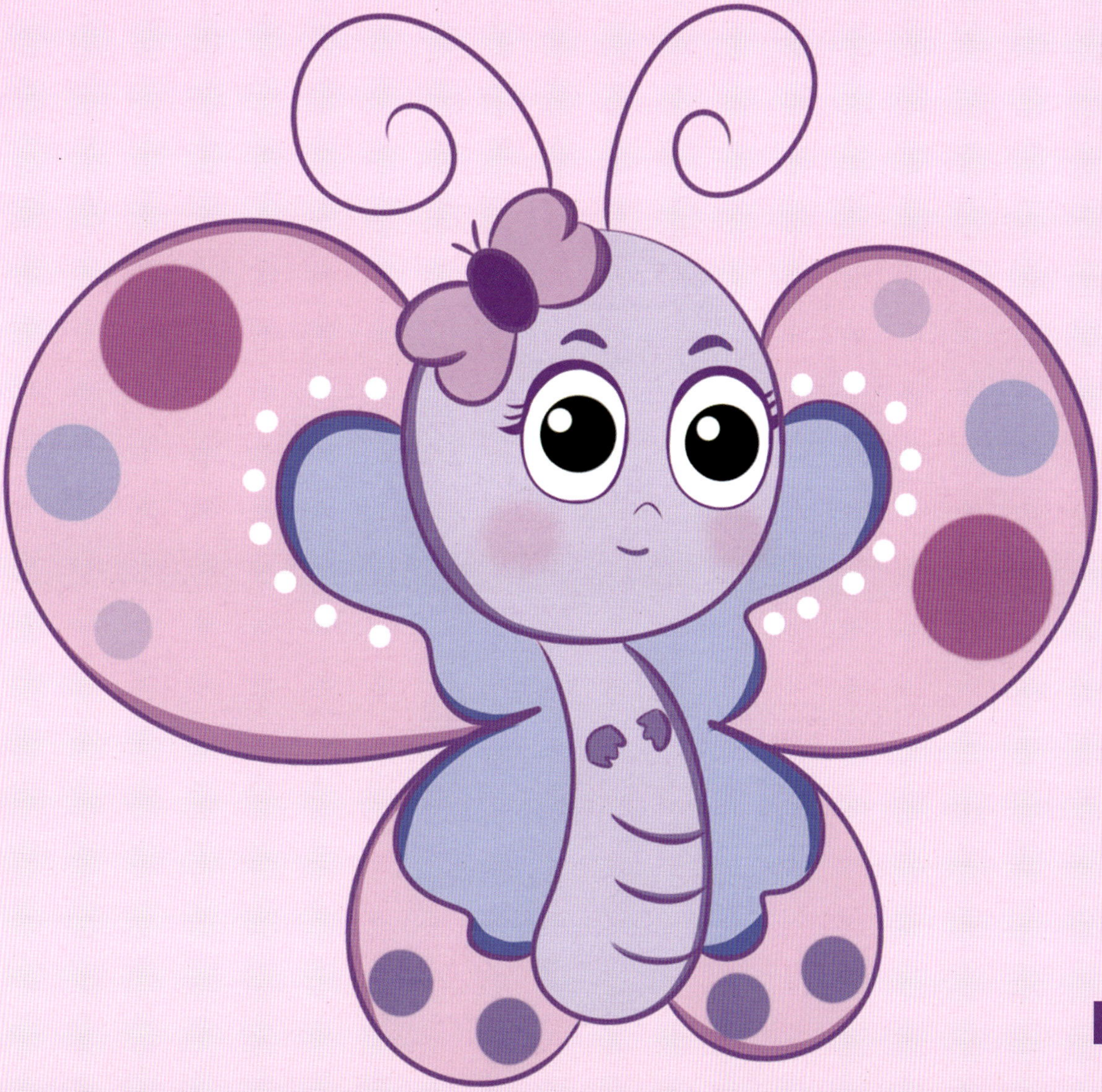

FIM

NAS REDES SOCIAIS:

@cristinasobreiraa

cristinasobreiraescritora@gmail.com

www.cristinasobreira.com.br

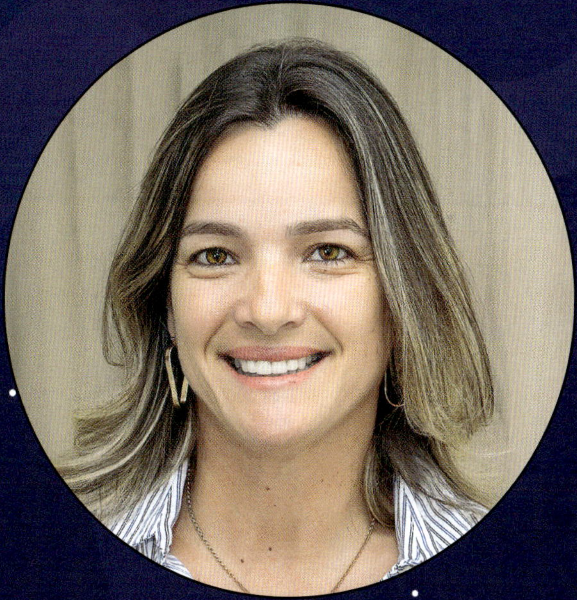

SOBRE A AUTORA

Cristina Sobreira é psicóloga clínica, especialista em Terapia Cognitivo Comportamental e em Neuropsicologia pelo Instituto Brasileiro de Neuropsicologia/ Brasília-DF.

Palestrante, compositora de músicas psicoeducativas e escritora de diversas histórias infantis, a autora vem desenvolvendo um trabalho com grande relevância educacional e terapêutica, inspirada na sua experiência e saber profissional.

Suas histórias encantam crianças de todo o Brasil, por meio do jogo de rima, contido na escrita, e da trajetória dos heróis que conseguem encontrar saídas criativas e saudáveis para seus problemas.

Construindo ideias
e conectando mentes